CHRISTIAN HABICHT

# HILFE, ICH HABE RÜCKEN!

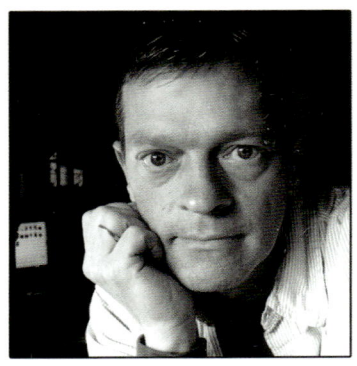

**Christian Habicht,**
1962 in Jena geboren.
Seit 2006 freiberuflich als
Illustrator und Cartoonist tätig,
zeichnet der Vater von zwei
Töchtern Cartoons für verschiedene
Zeitungen und Magazine.
Neben zahlreichen Hausaufgabenheften
gestaltet Habicht auch Bastelblöcke,
Ausmalhefte, Stickerhefte,
Puzzlebücher sowie Schultüten.
2009 gewann er den Ilse Bähnert Preis
der Sächsischen Zeitung und
2012 den Publikumspreis in Prerow.
2014 erhielt er neben einer
weiteren Auszeichnung des H-Teams
München den Kultur- und Kunstpreis des
Saale-Holzland-Kreises.
Mehr von Christian Habicht gibt es auf:
www.christian-habicht.de

# CHRISTIAN HABICHT
# HILFE, ICH HABE RÜCKEN!

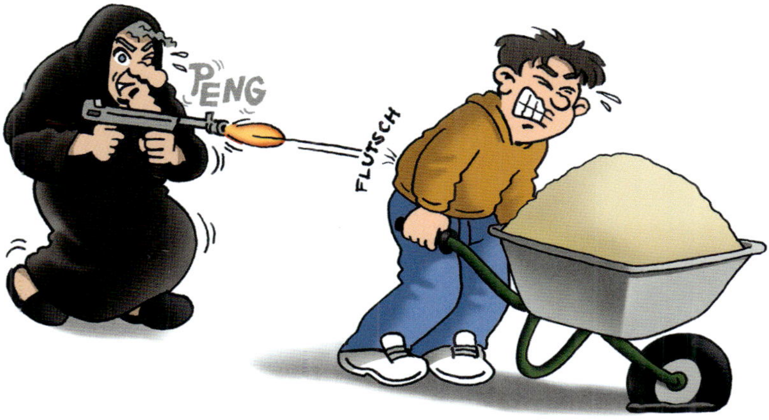

PENG

FLUTSCH

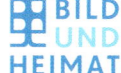

BILD UND HEIMAT

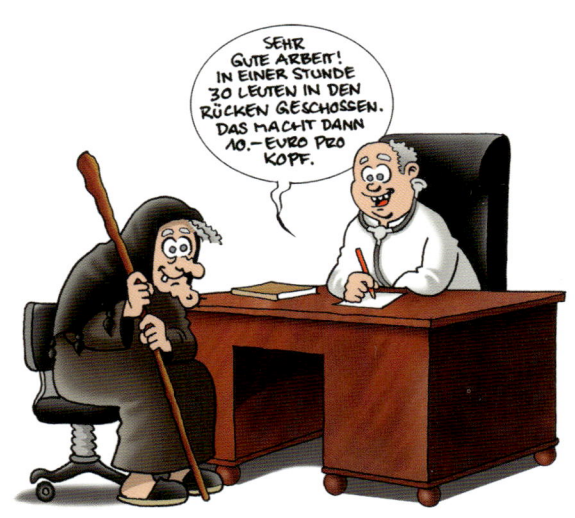

SEHR GUTE ARBEIT! IN EINER STUNDE 30 LEUTEN IN DEN RÜCKEN GESCHOSSEN. DAS MACHT DANN 10.- EURO PRO KOPF.

ISBN 978-3-95958-023-6

3. Auflage
© 2018 by BEBUG mbH / Bild und Heimat, Berlin
Gesamtgestaltung: Christian Habicht
Druck und Bindung: Graspo CZ, Tschechische Republik

Ein Verlagsverzeichnis schicken wir Ihnen gern:
BEBUG mbH / Verlag Bild und Heimat
Alexanderstr. 1
10178 Berlin
Tel. 030 / 206 109 – 0

www.bild-und-heimat.de

**14. Juni** Heute Morgen diesen Artikel in der Zeitung gefunden. Konnte nicht ahnen, dass ich schon bald selber zu den Betroffenen zählen sollte.

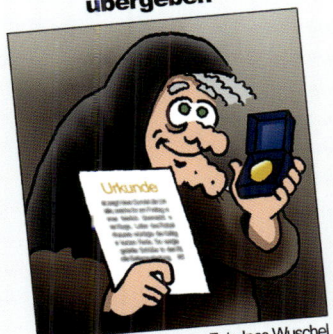

## Medaille und Urkunde für Lebenswerk übergeben

Foto Ines Wuschel

Hexe Gundel ist am Freitag von der Ärztekammer für ihr Lebenswerk mit einer Urkunde und Medaille ausgezeichnet worden. Sie hat in ihrem Leben weit über zehntausend Menschen in den Rücken geschossen und sorgte somit für eine volle Bettenauslastung in den Krankenhäusern. RT Ines Wuschel

5

16. Juni   Die Schmerzen wurden immer schlimmer.
           Gegen 10.00 Uhr zu meinem Hausarzt ...

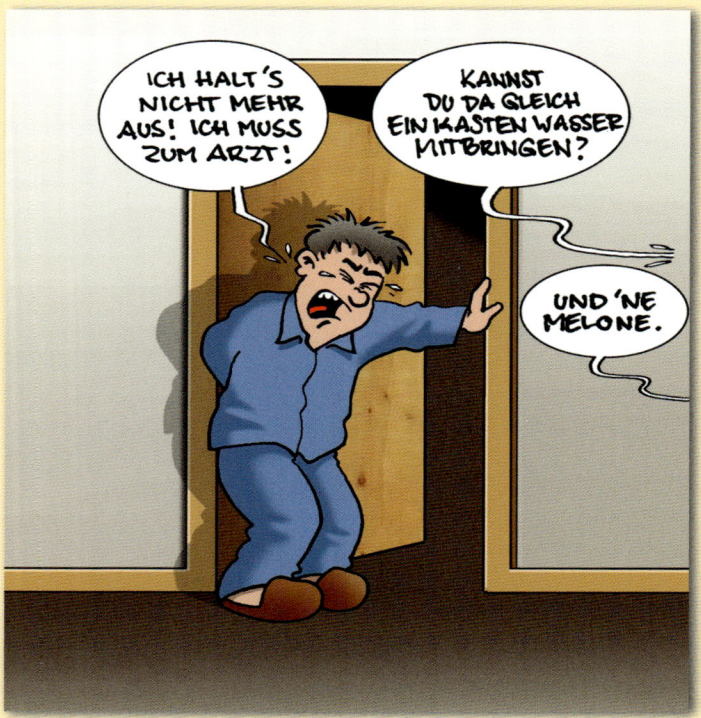

ICH HALT'S NICHT MEHR AUS! ICH MUSS ZUM ARZT!

KANNST DU DA GLEICH EIN KASTEN WASSER MITBRINGEN?

UND 'NE MELONE.

6

Im Wartezimmer saßen zwei Männer mit ähnlichem Leiden.

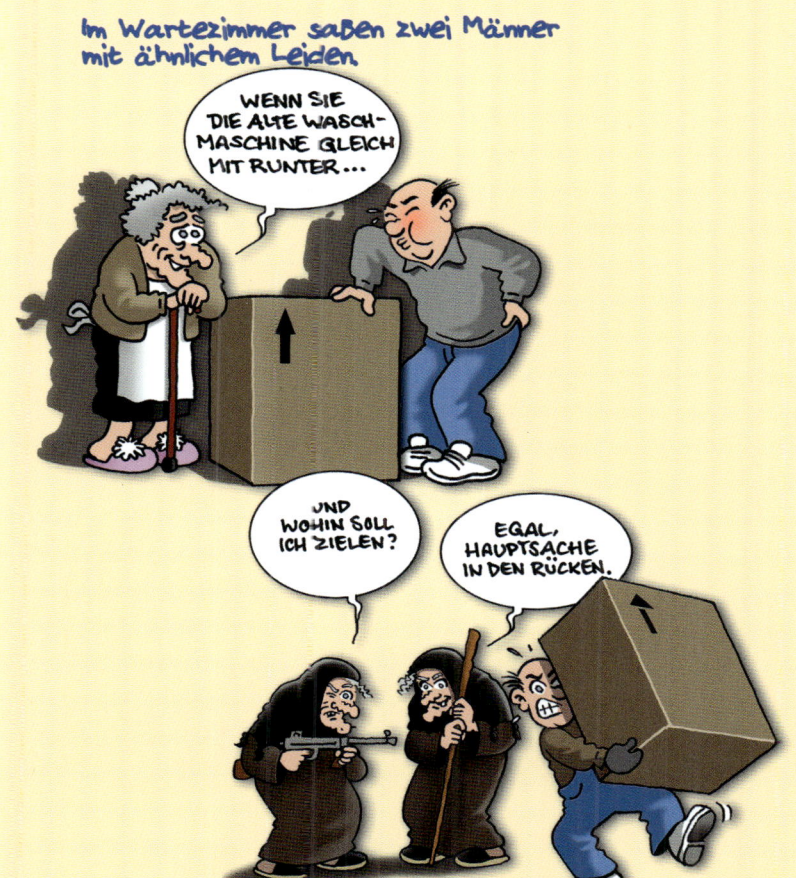

WENN SIE DIE ALTE WASCHMASCHINE GLEICH MIT RUNTER...

UND WOHIN SOLL ICH ZIELEN?

EGAL, HAUPTSACHE IN DEN RÜCKEN.

7

16. Juni  Nach etwa einer halben Stunde wurde ich aufgerufen. Der Arzt gab mir eine Spritze in den Rücken. Mir ging es etwas besser.

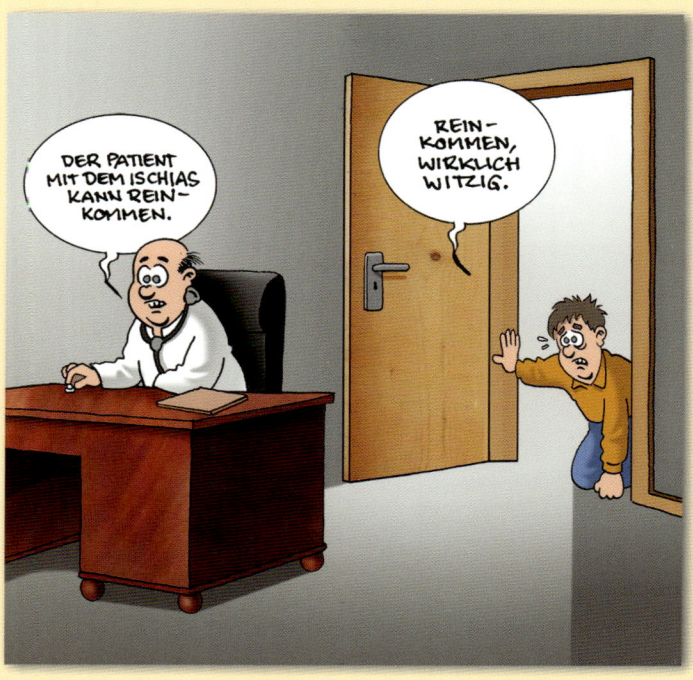

DER PATIENT MIT DEM ISCHIAS KANN REIN-KOMMEN.

REIN-KOMMEN, WIRKLICH WITZIG.

8

Kaum wieder zu Hause, erneut starke Schmerzen.

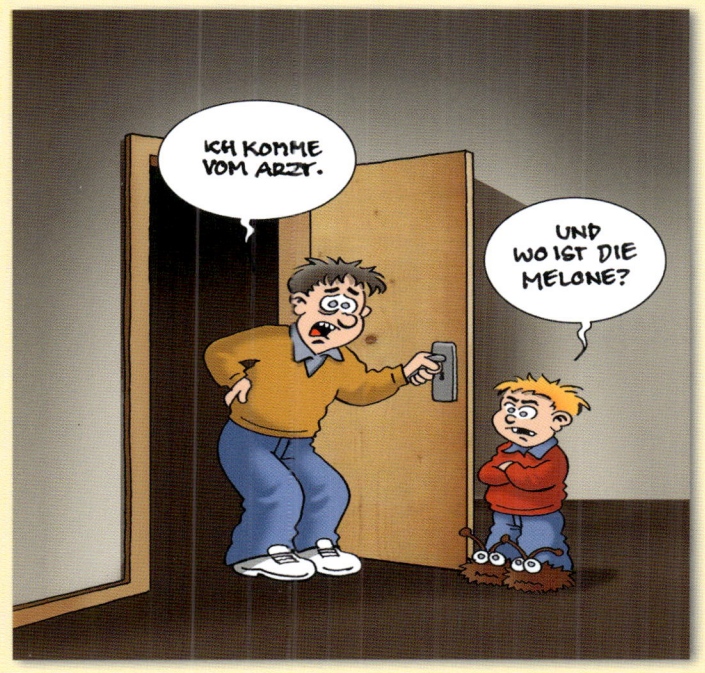

ICH KOMME VOM ARZT.

UND WO IST DIE MELONE?

9

17. Juni    Konnte die Nacht kaum schlafen.
Ein paar Skizzen von Hexen gemacht.

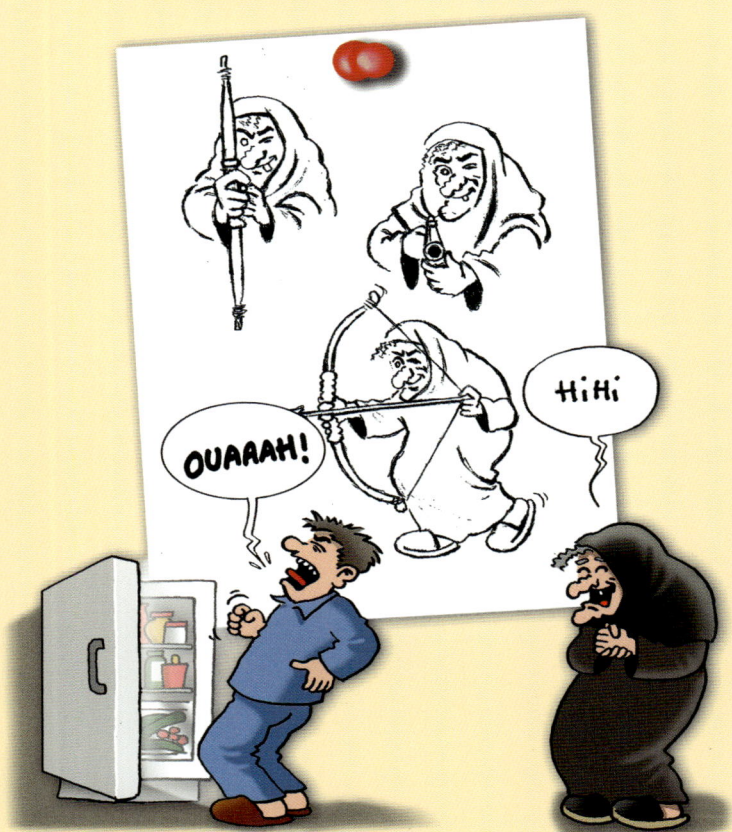

OUAAAH!

HiHi

10

2.00 Uhr Unerträgliche Schmerzen im Rücken und auch im rechten Bein.

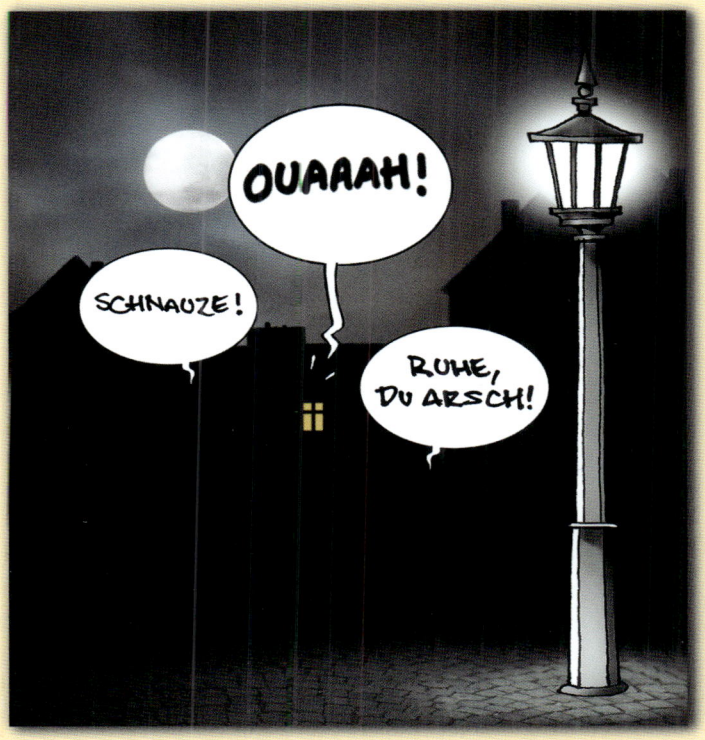

SCHNAUZE!

OUAAAH!

RUHE, DU ARSCH!

18. Juni 7.30 Uhr erneut zum Arzt gekrochen. Musste nicht warten. Spritze und eine Überweisung zum Facharzt bekommen.
Diagnose: akute exazerbierte Lumboischialgie

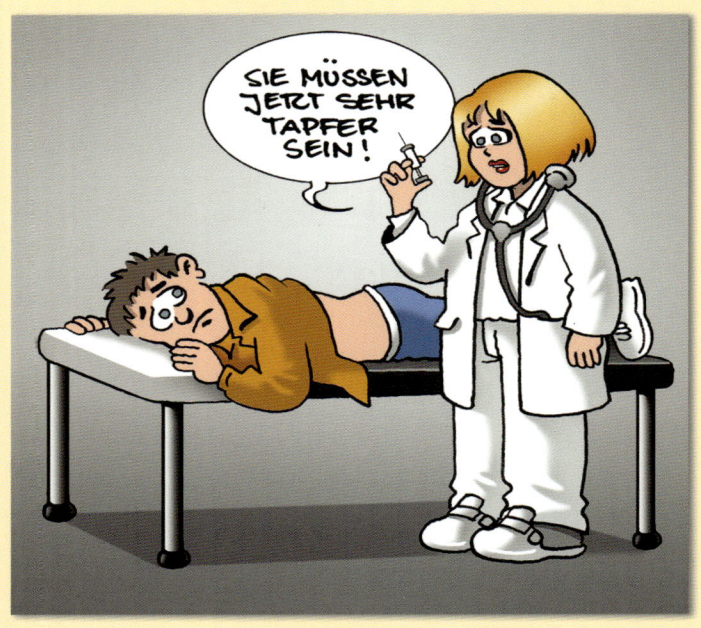

SIE MÜSSEN JETZT SEHR TAPFER SEIN!

19. Juni 11.30 Uhr beim Facharzt für Orthopädie.
Diagnose: Lumbalgie bei Iliosakralgelenkirritation
rechts
Akute Lumbalgie mit Facettenreizung rechts
Therapie: 1 Xylo+Dexa+Triam re. untere LWS,
Facetten und Wurzeln und ISG re.

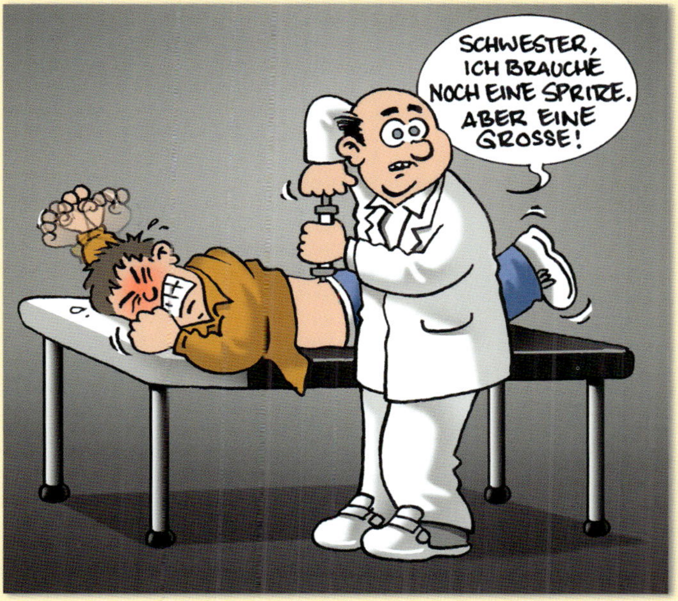

SCHWESTER, ICH BRAUCHE NOCH EINE SPRIZE. ABER EINE GROSSE!

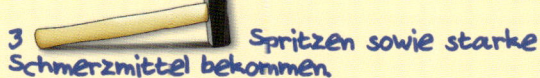

3 Spritzen sowie starke Schmerzmittel bekommen.

13

20. Juni  Die Schmerzen waren an diesem Tag
          halbwegs erträglich. Dank der 3 Spritzen
          sowie der starken Medizin.

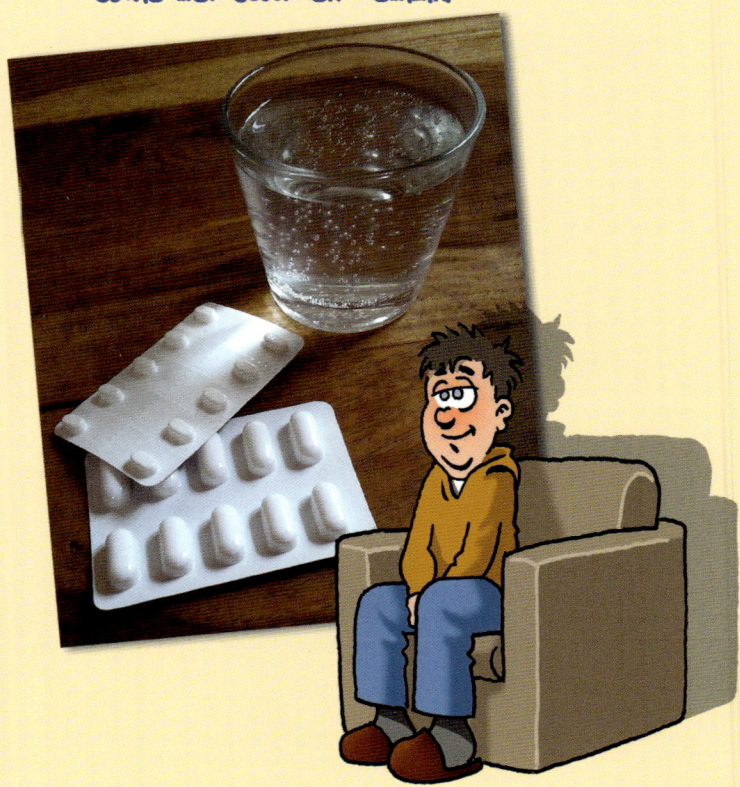

Aber nachts gegen 3.00 Uhr fing alles wieder an. Konnte vor Schmerzen nicht liegen und schon gar nicht sitzen.

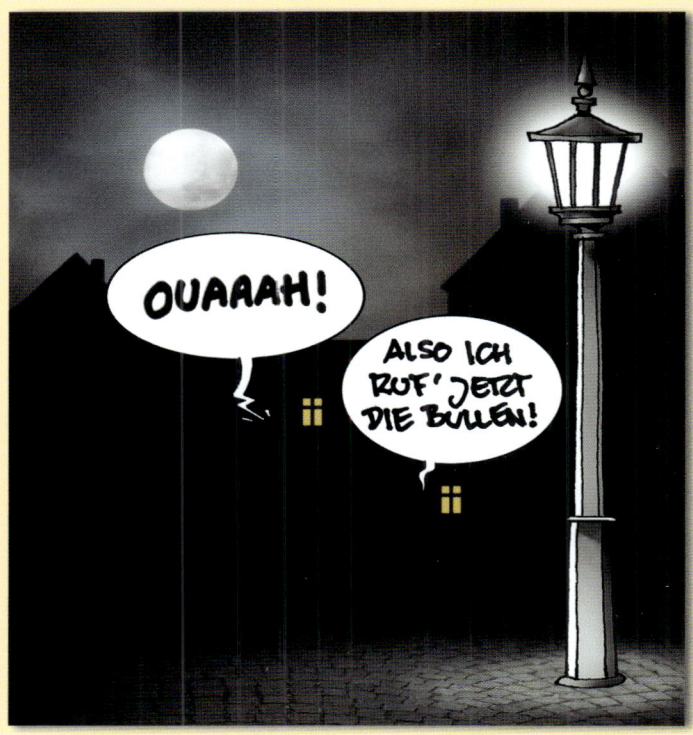

OUAAAH!

ALSO ICH RUF' JETZT DIE BULLEN!

15

21. Juni  Ein Bekannter gab mir die Adresse von einem Heilpraktiker.

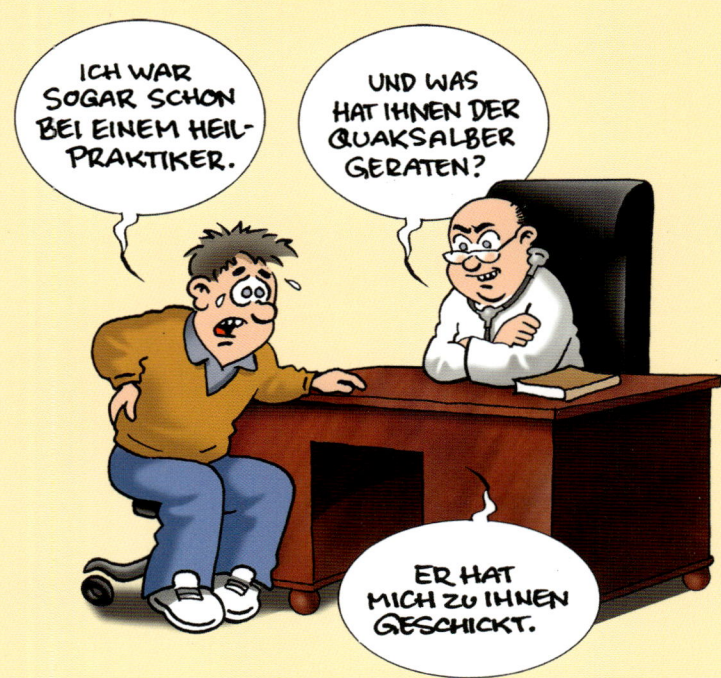

ICH WAR SOGAR SCHON BEI EINEM HEIL-PRAKTIKER.

UND WAS HAT IHNEN DER QUAKSALBER GERATEN?

ER HAT MICH ZU IHNEN GESCHICKT.

Selbst ganz einfache Dinge sind leider nicht mehr möglich.

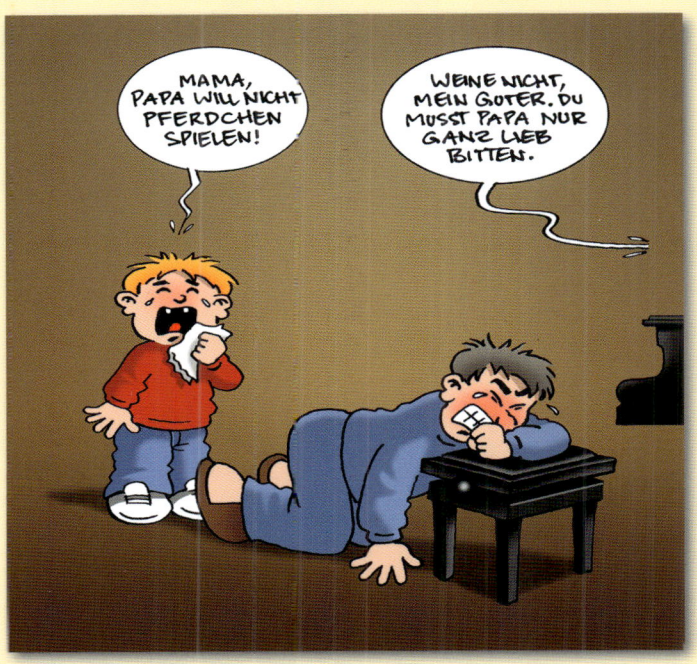

MAMA, PAPA WILL NICHT PFERDCHEN SPIELEN!

WEINE NICHT, MEIN GUTER. DU MUSST PAPA NUR GANZ LIEB BITTEN.

Mein Arzt meinte, ich soll mich so viel wie möglich bewegen und mich den alltäglichen Aufgaben stellen.

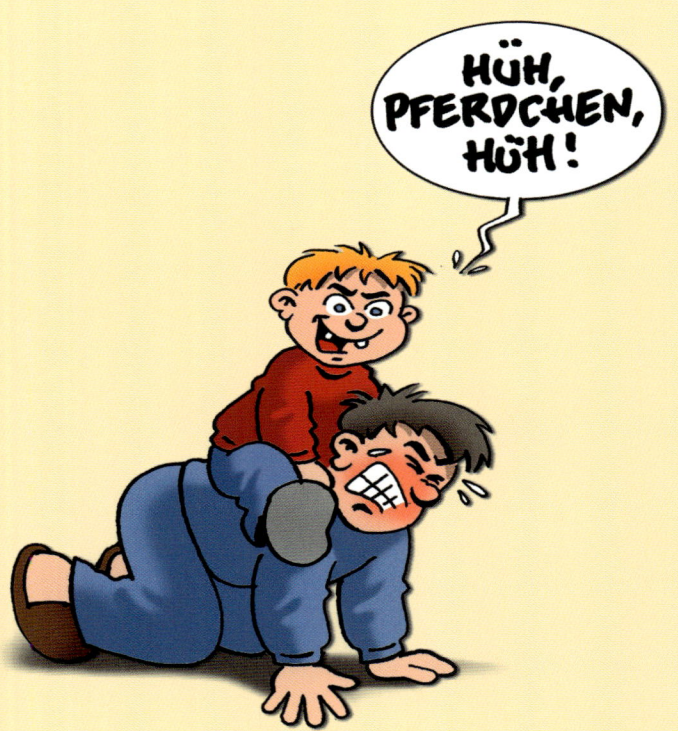

HÜH, PFERDCHEN, HÜH!

Der Tag war halbwegs erträglich. Aber diesmal ging es leider schon gegen 22.00 Uhr wieder los.

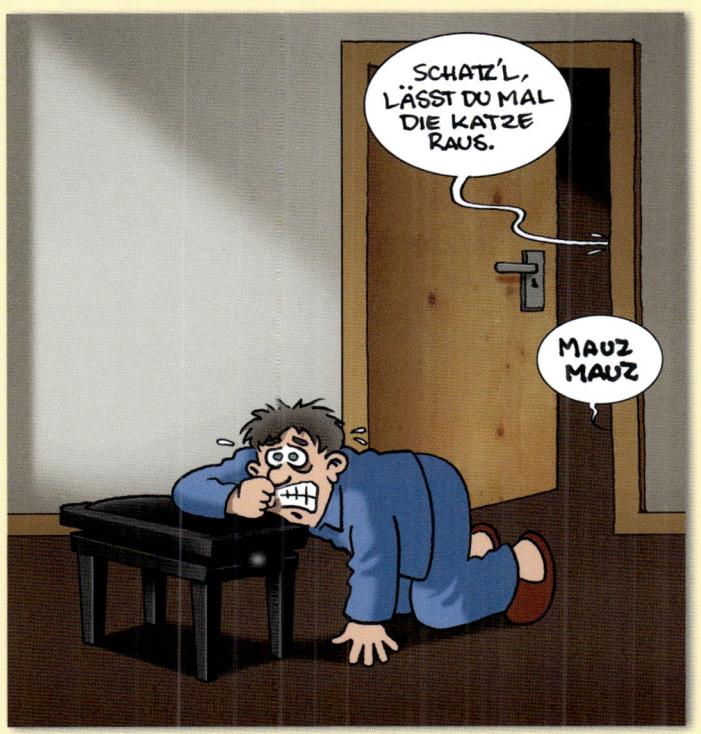

SCHATZ'L, LÄSST DU MAL DIE KATZE RAUS.

MAUZ MAUZ

22. Juni   7.30 Uhr pünktlich bei meinem Hausarzt.

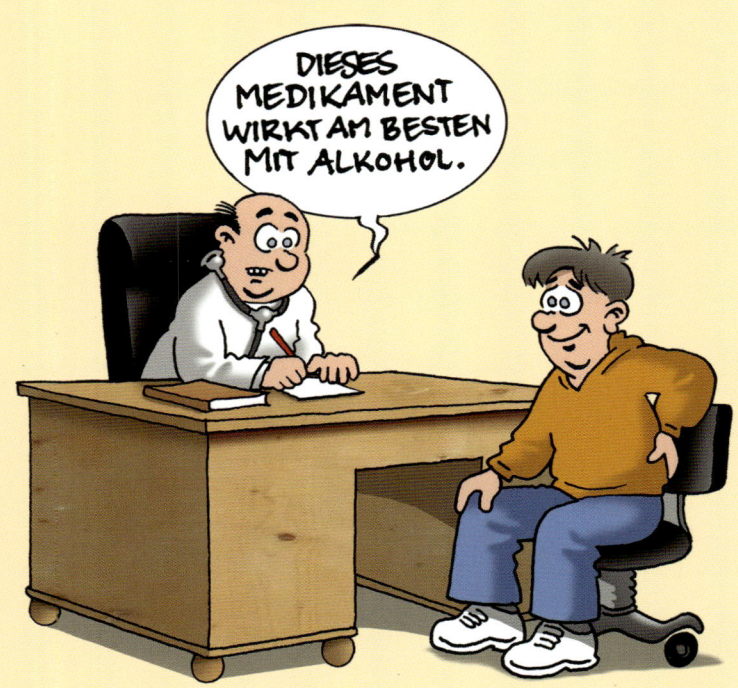

DIESES MEDIKAMENT WIRKT AM BESTEN MIT ALKOHOL.

Endlich auch mal eine gute Nachricht.

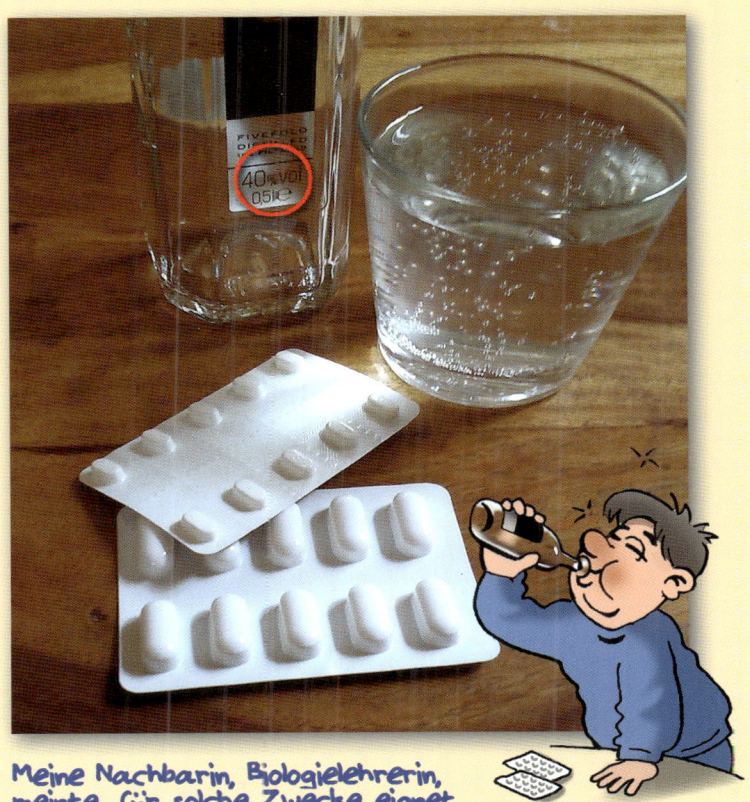

Meine Nachbarin, Biologielehrerin,
meinte, für solche Zwecke eignet
sich am besten Wodka. Schreibt man Wodka nun
mit W oder V am Anfang? Mir heute scheißegal

21

Meine Nachbarin hat Recht. Schon gegen 21.00 Uhr müde geworden und sage und schreibe bis 4.00Uhr fest geschlafen.

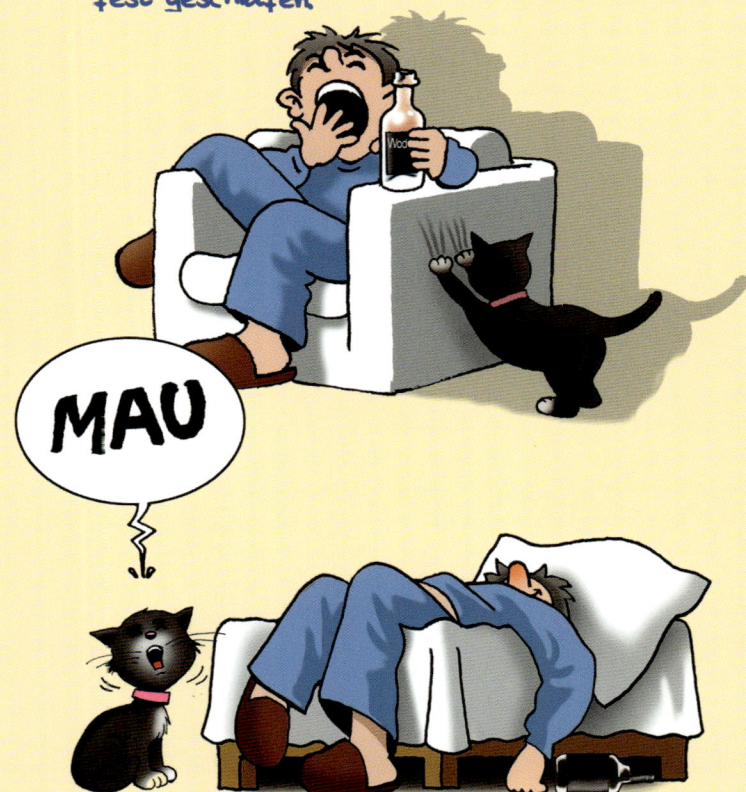

MAU

Jetzt habe ich nicht nur schlimme Rücken- sondern auch üble Kopfschmerzen.

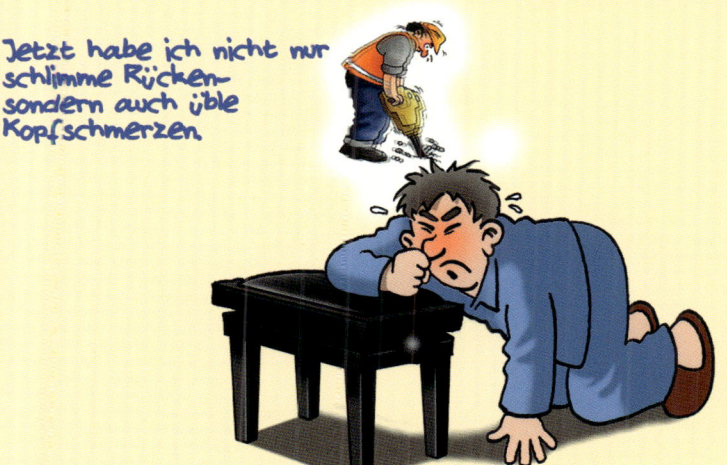

Meine verschriebenen Tabletten können zu Verstopfungen führen. Stimmt, bei mir jedenfalls trifft das zu. So fast 2 Stunden vor dem Klo gehockt. Etwas Gutes hat die Sache doch. Ich habe das Rätsel der verschwundenen Socke gelöst.

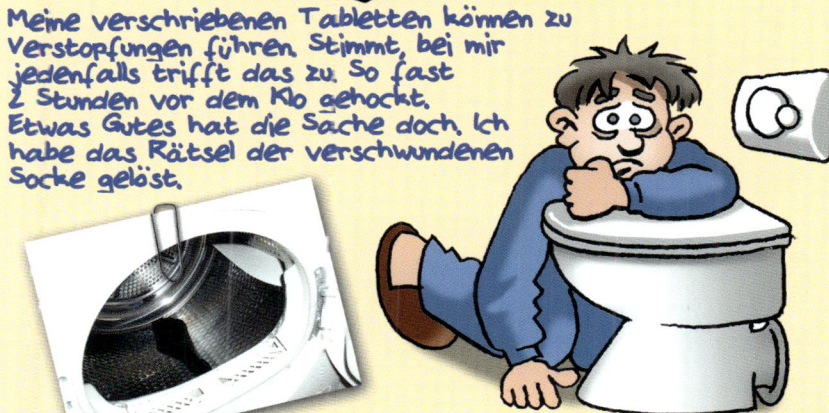

23

23. Juni   Unangekündigter Besuch der Polizei

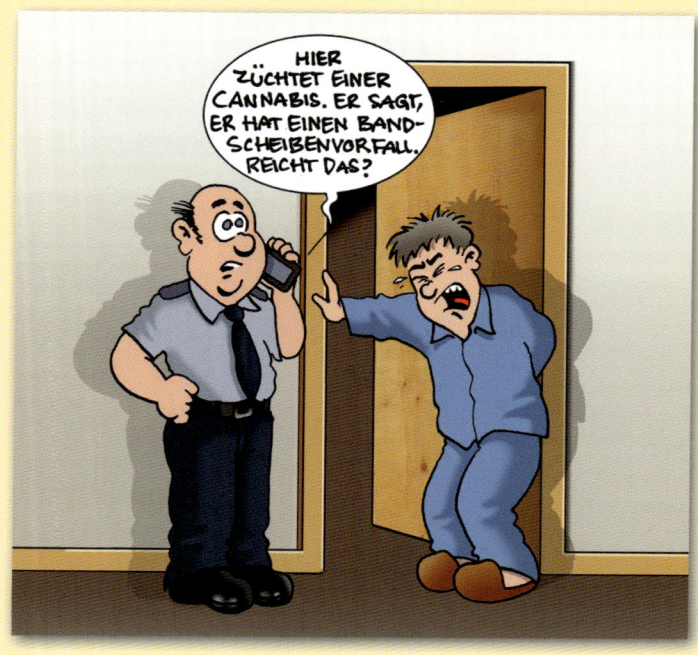

... HIER ZÜCHTET EINER CANNABIS. ER SAGT, ER HAT EINEN BANDSCHEIBENVORFALL. REICHT DAS?

24

24. Juni Noch mal zum Facharzt gefahren. Nach den Spritzen wurde ich in die Radiologie zur Untersuchung der Wirbelsäule überwiesen.

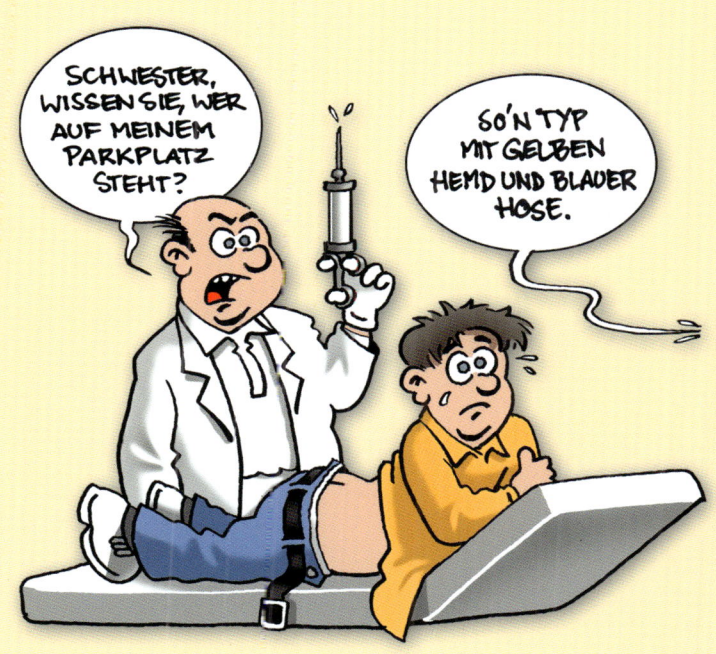

SCHWESTER, WISSEN SIE, WER AUF MEINEM PARKPLATZ STEHT?

SO'N TYP MIT GELBEN HEMD UND BLAUER HOSE.

25

12.8 Uhr Tee gekocht und noch ein wenig Fernsehen geguckt. Diesmal eine Sendung mit Bruce Darnell.

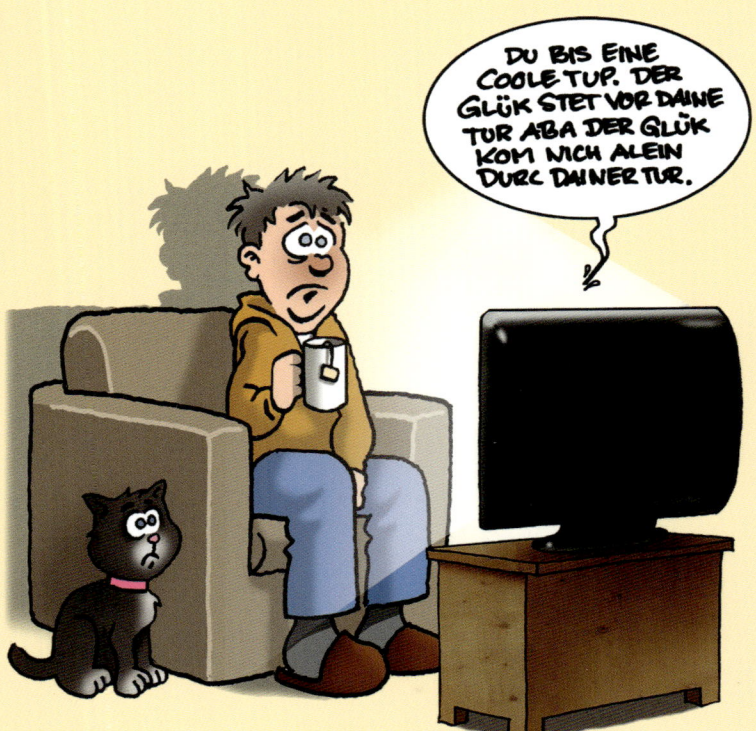

DU BIS EINE COOLE TUP. DER GLÜK STET VOR DAINE TUR ABA DER GLÜK KOM NICH ALEIN DURC DAINER TUR.

Achtung, Beine hoch, der Witz kommt flach!
Um 3.45 Uhr mal wieder meine Zeichenmappe
durchgesehen. Diese Bilder wurden nie
veröffentlicht. Ich glaube, es ist auch besser so.

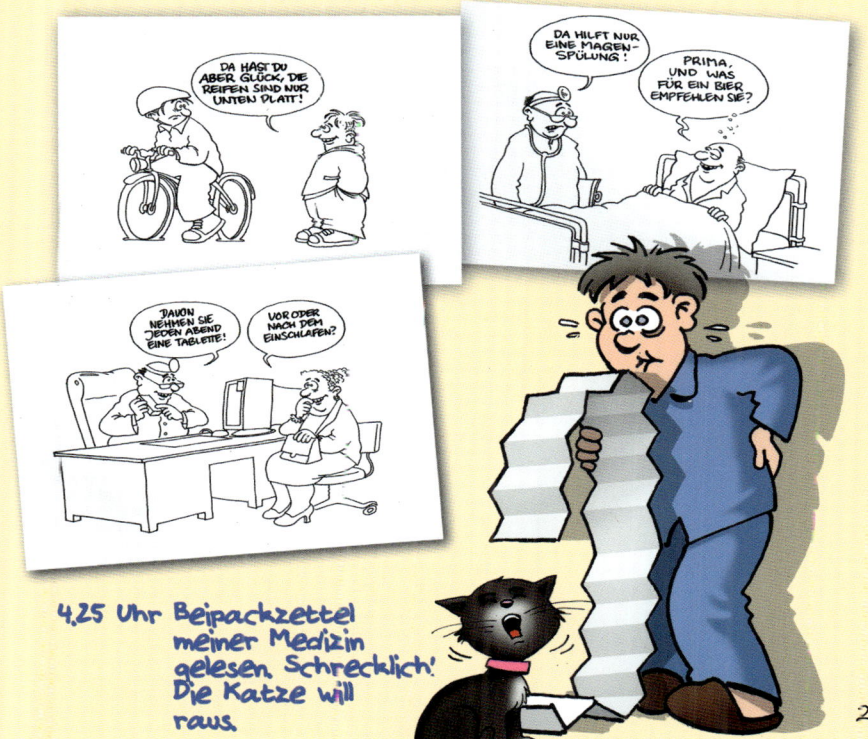

DA HAST DU ABER GLÜCK, DIE REIFEN SIND NUR UNTEN PLATT!

DA HILFT NUR EINE MAGEN-SPÜLUNG!

PRIMA, UND WAS FÜR EIN BIER EMPFEHLEN SIE?

DAVON NEHMEN SIE JEDEN ABEND EINE TABLETTE!

VOR ODER NACH DEM EINSCHLAFEN?

4.25 Uhr Beipackzettel
meiner Medizin
gelesen. Schrecklich!
Die Katze will
raus.

27

**25. Juni** Die 3 Cartoons aus meiner Zeichenmappe entfernt. Hoffentlich kann ich noch ein bisschen schlafen. Morgen habe ich einen Termin beim Radiologen.

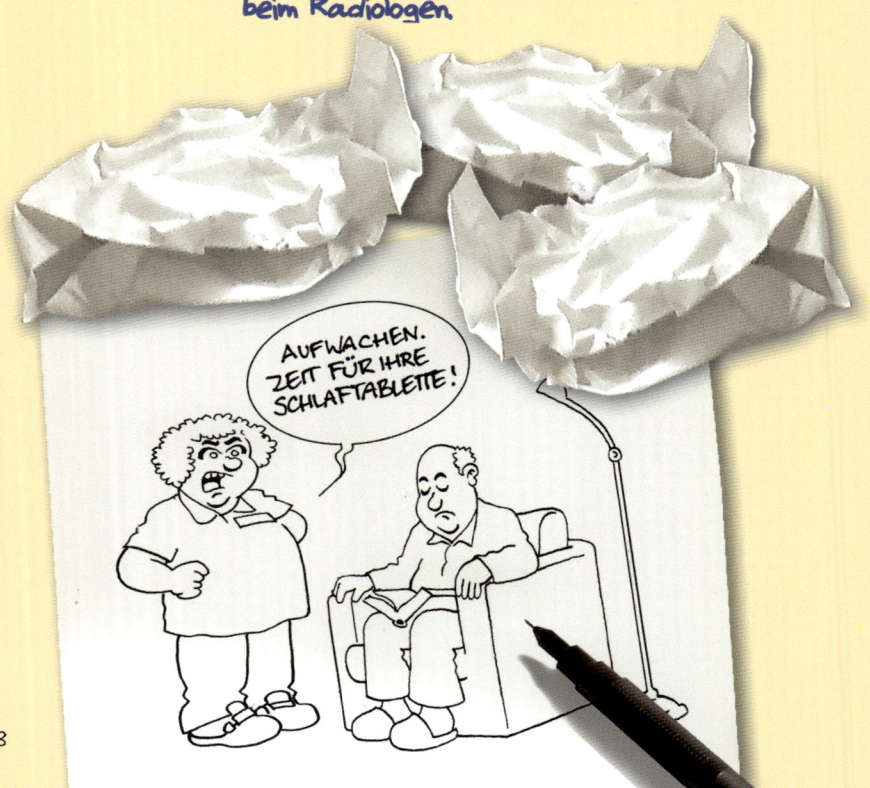

AUFWACHEN. ZEIT FÜR IHRE SCHLAFTABLETTE!

26. Juni 14:45 Uhr angemeldet in der Radiologie.
Wartezimmer rappelvoll

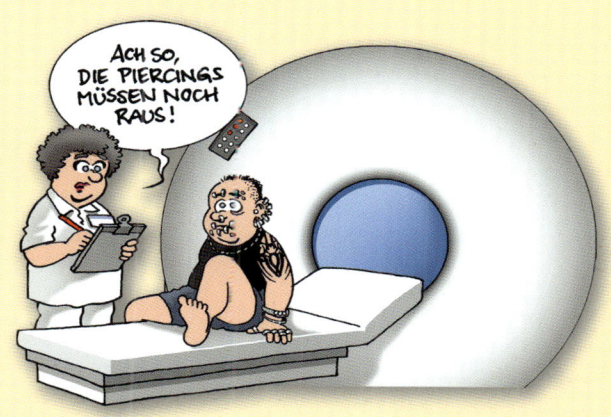

ACH SO, DIE PIERCINGS MÜSSEN NOCH RAUS!

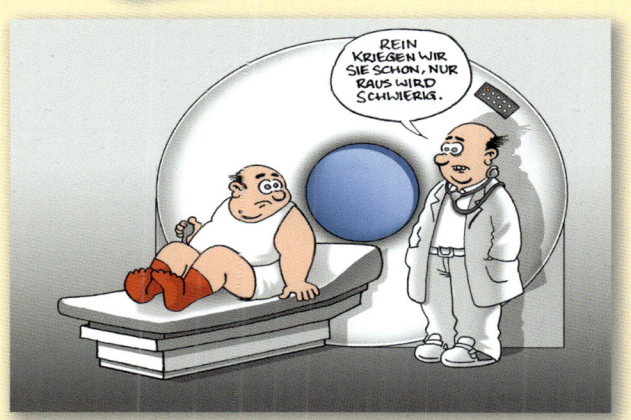

REIN KRIEGEN WIR SIE SCHON, NUR RAUS WIRD SCHWIERIG.

Gegen 18.45 in die Röhre. Die Schwester drückte mir eine Notklingel in die Hand, und dann etwa 20 Minuten still liegen und nicht bewegen. Plötzlich ganz merkwürdige, sehr laute Klopfgeräusche. Die Zeit wollte gar nicht vergehen.

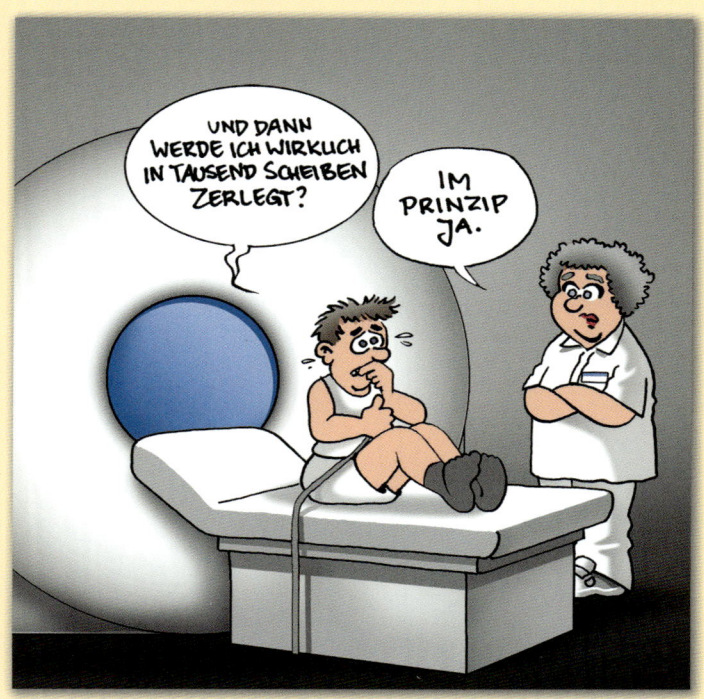

UND DANN WERDE ICH WIRKLICH IN TAUSEND SCHEIBEN ZERLEGT?

IM PRINZIP JA.

30

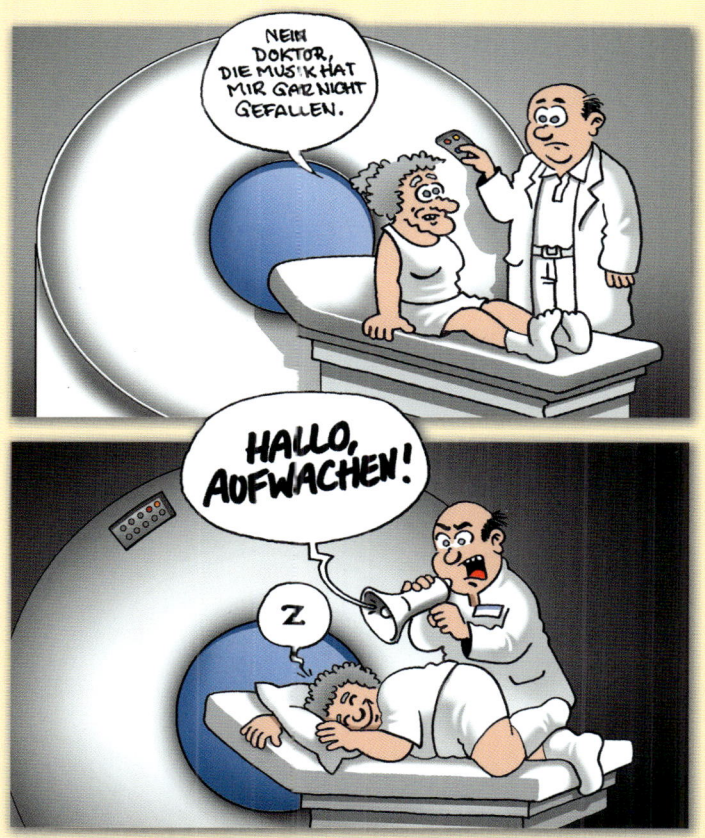

NEIN DOKTOR, DIE MUSIK HAT MIR GAR NICHT GEFALLEN.

HALLO, AOFWACHEN!

Z

Jeder Patient empfindet eine Kernspintomographie ganz unterschiedlich.

31

Zurück ins Wartezimmer und auf die Auswertung warten. Als Belohnung gibt es dann sogar noch eine CD. (Leider ohne Musik)

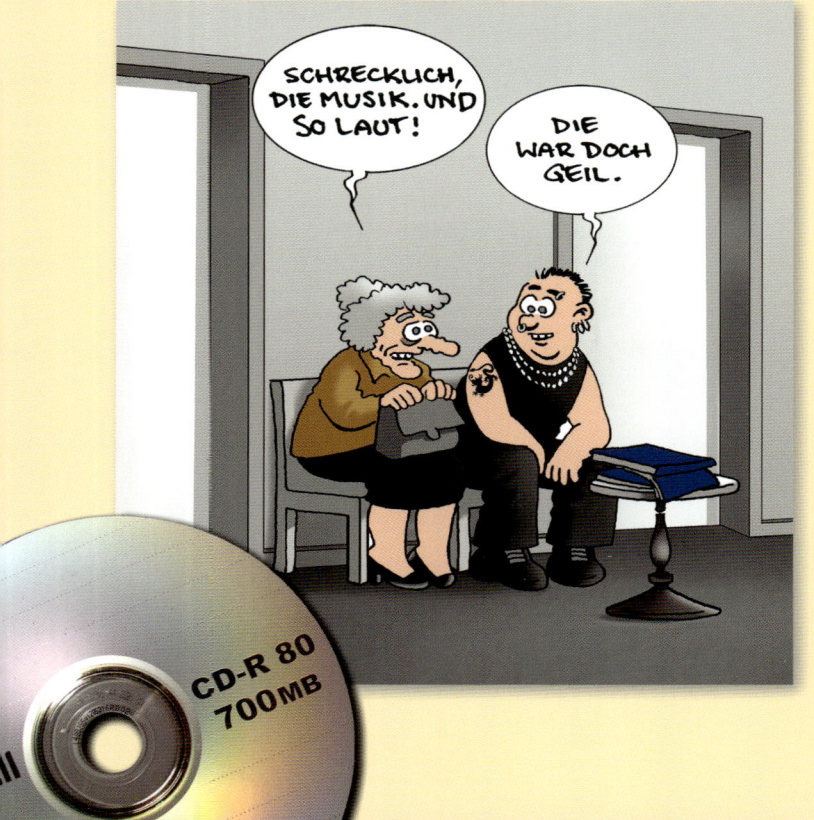

SCHRECKLICH, DIE MUSIK. UND SO LAUT!

DIE WAR DOCH GEIL.

CD-R 80 700MB

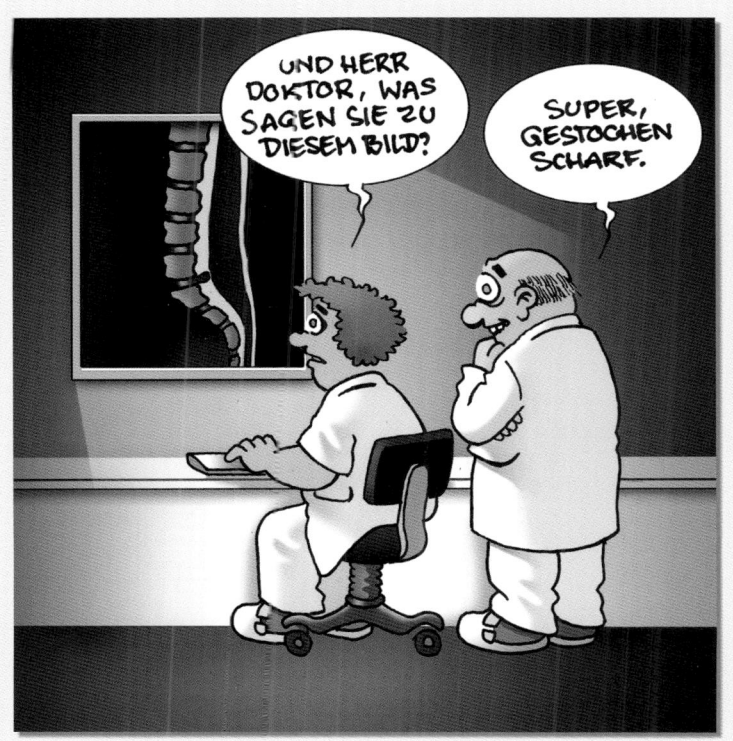

UND HERR DOKTOR, WAS SAGEN SIE ZU DIESEM BILD?

SUPER, GESTOCHEN SCHARF.

33

WAS HEISST AUF LATEINISCH BANDSCHEIBENVORFALL?

PROLAPSUS NUCLEI...

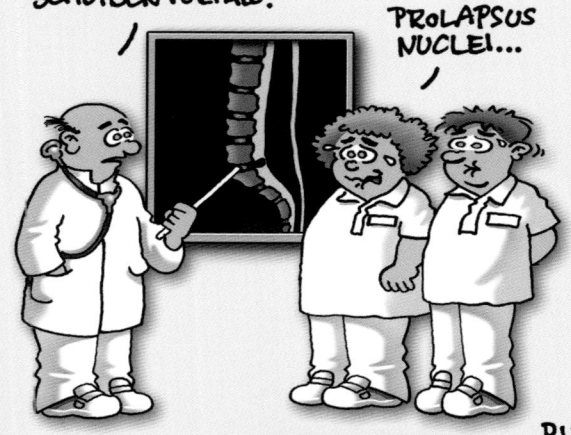

...PULPOSI.

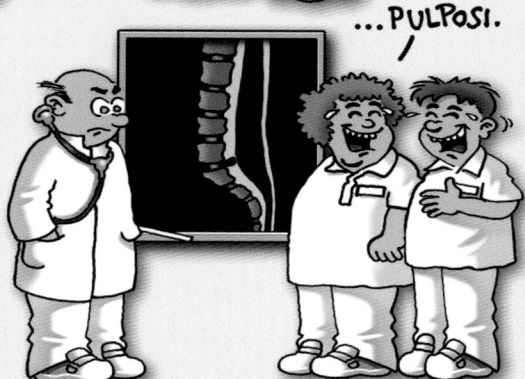

34

Der Chefarzt erklärte mir auf recht leicht verständliche Weise meinen Bandscheibenvorfall

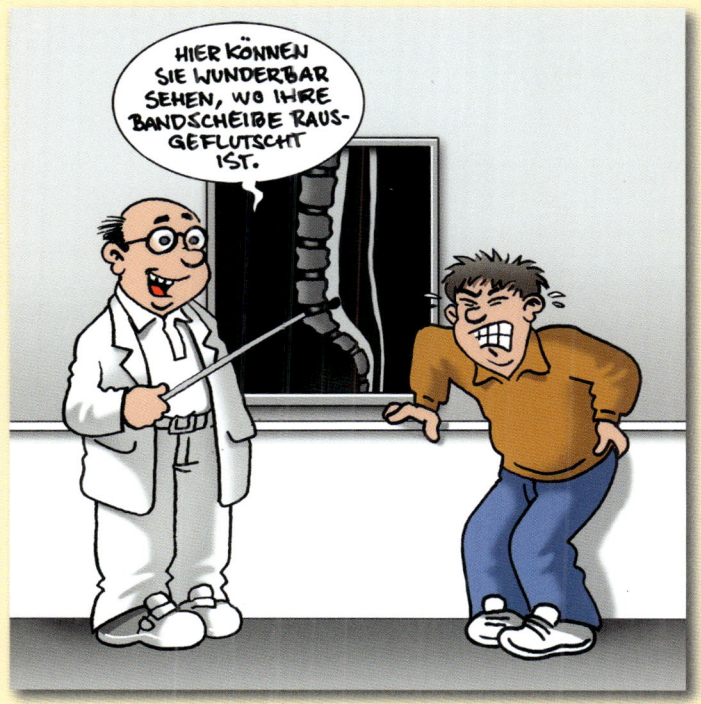

HIER KÖNNEN SIE WUNDERBAR SEHEN, WO IHRE BANDSCHEIBE RAUSGEFLUTSCHT IST.

Der Doktor meinte, am besten versuchen wir es mit einer Therapie. Er gab mir eine Überweisung ins Krankenhaus.

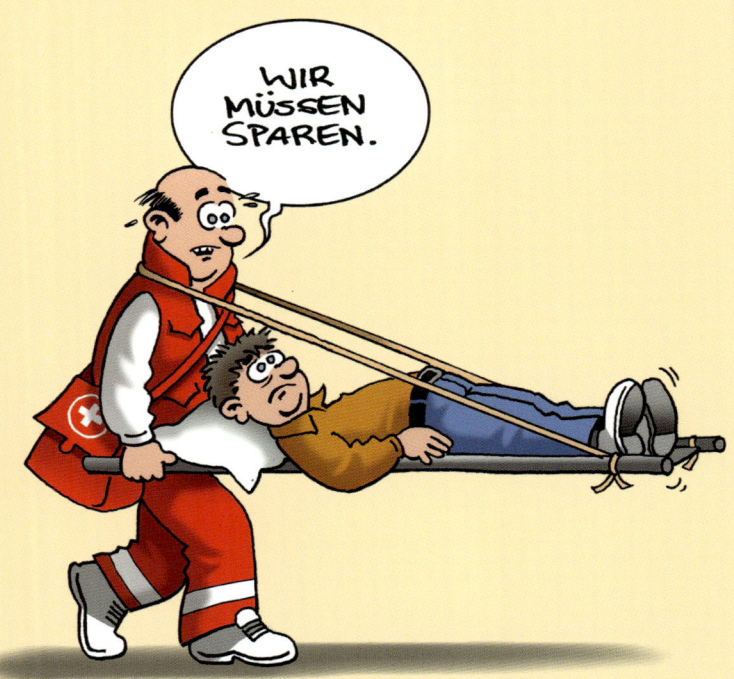

WIR MÜSSEN SPAREN.

28. Juni  Nach gründlicher Untersuchung kommt vielleicht doch eine OP infrage.

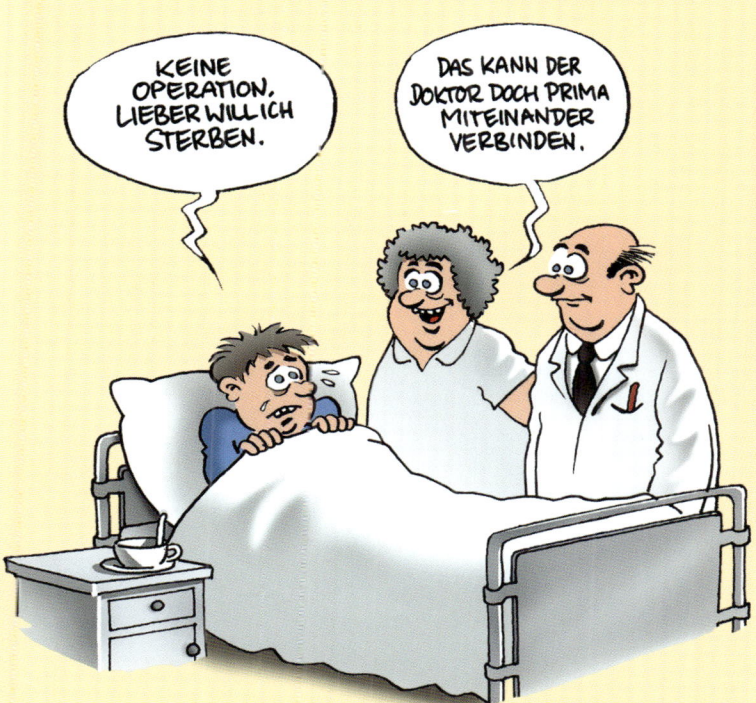

KEINE OPERATION, LIEBER WILL ICH STERBEN.

DAS KANN DER DOKTOR DOCH PRIMA MITEINANDER VERBINDEN.

28. Juni Gott sei Dank nun doch keine OP. Die Therapie beginnt. Schwester Leola Krieg war für mich zuständig.

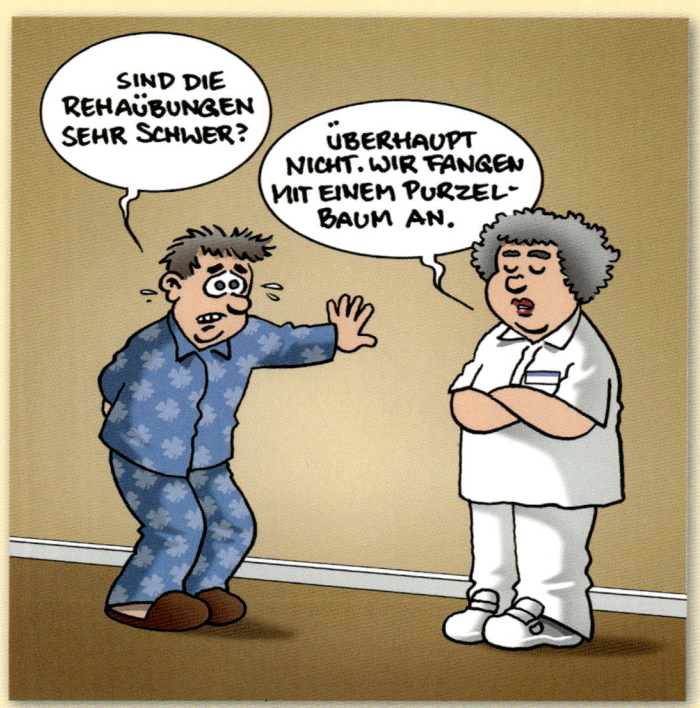

SIND DIE REHAÜBUNGEN SEHR SCHWER?

ÜBERHAUPT NICHT. WIR FANGEN MIT EINEM PURZEL-BAUM AN.

38

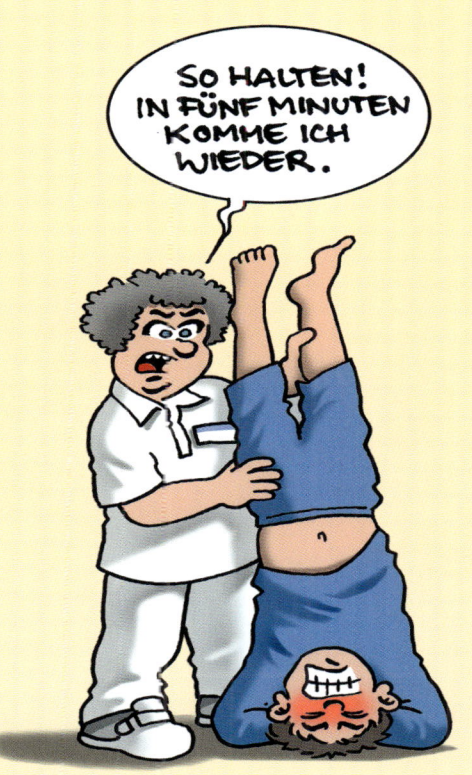

SO HALTEN! IN FÜNF MINUTEN KOMME ICH WIEDER.

30. Juni    Ich dachte an den Spruch:
            Lächle und sei froh, es könnte schlimmer
            kommen ...

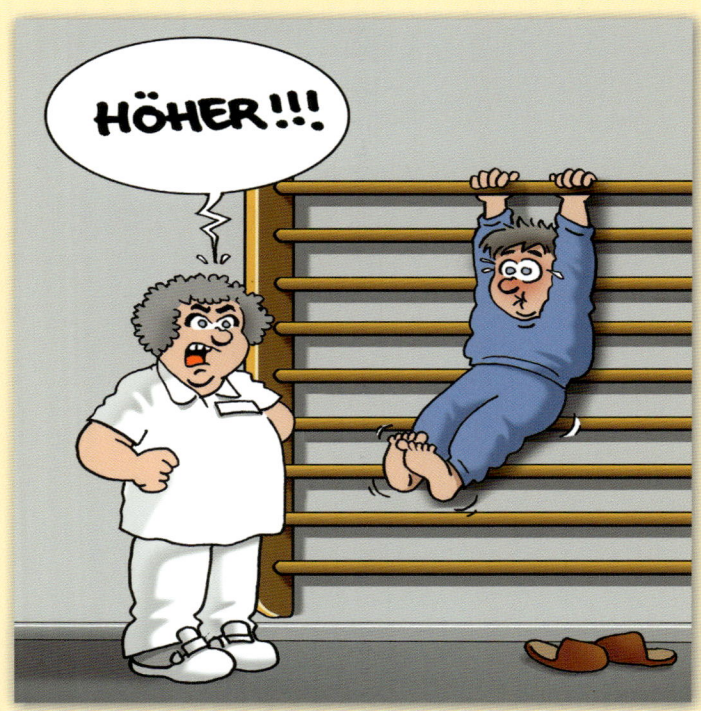

HÖHER!!!

... und es kam schlimmer.

AUF WELCHE STUFE HABEN SIE DEN REIZSTROM GESTELLT?

NA VOLLE PULLE!

41

Schwester Leola war nicht nur bei den Patienten sehr beliebt.

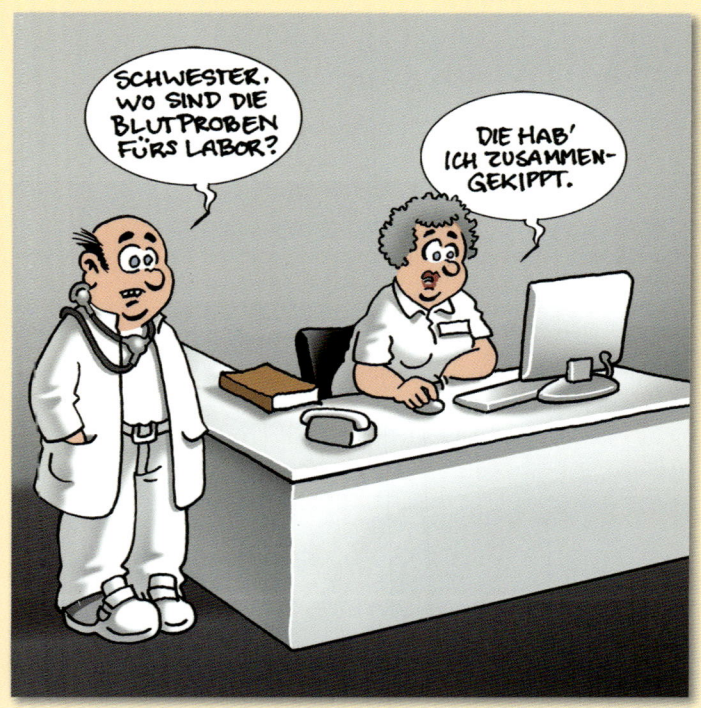

SCHWESTER, WO SIND DIE BLUTPROBEN FÜRS LABOR?

DIE HAB' ICH ZUSAMMEN-GEKIPPT.

31. Juni  Ein Freund sagte mir, ich kann mir meine Therapeutin selber aussuchen. Ich wechselte sofort und war mit der neuen Behandlung sehr zufrieden!

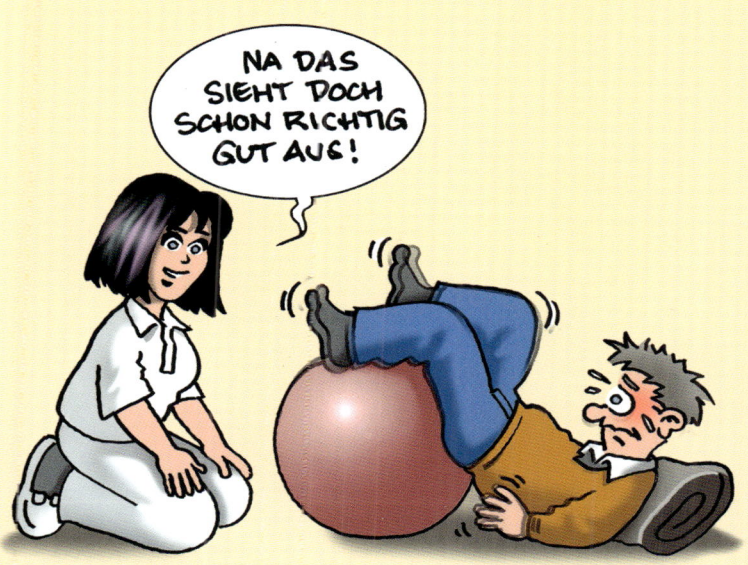

NA DAS SIEHT DOCH SCHON RICHTIG GUT AUS!

1. Juli  Häufiges Rückenschwimmen und ein Sitzkissen, für das ich hier gerne Werbung mache, zeigen spürbare Erfolge.

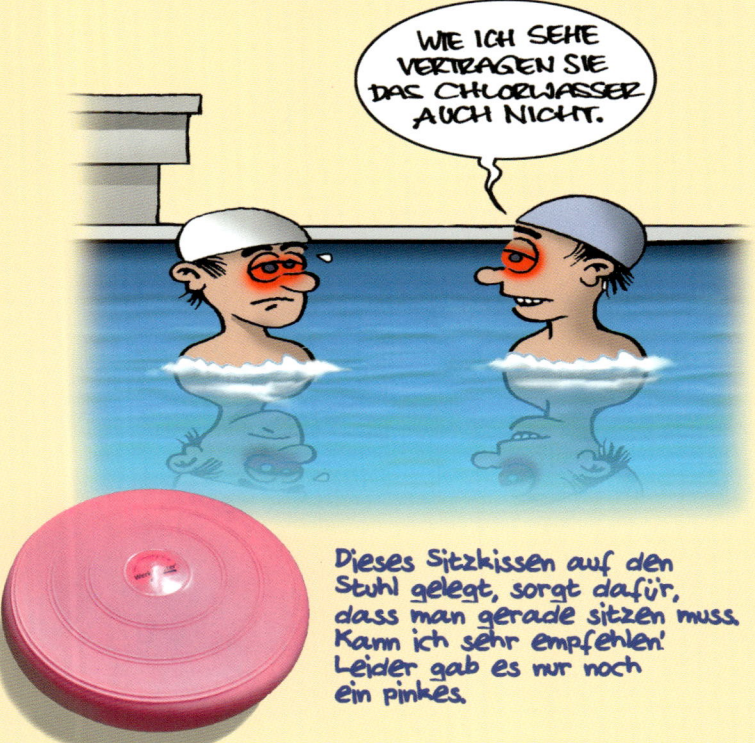

WIE ICH SEHE VERTRAGEN SIE DAS CHLORWASSER AUCH NICHT.

Dieses Sitzkissen auf den Stuhl gelegt, sorgt dafür, dass man gerade sitzen muss. Kann ich sehr empfehlen! Leider gab es nur noch ein pinkes.

2. Juli  Der erste Tag zu Hause.
         Der Alltag hat mich wieder.

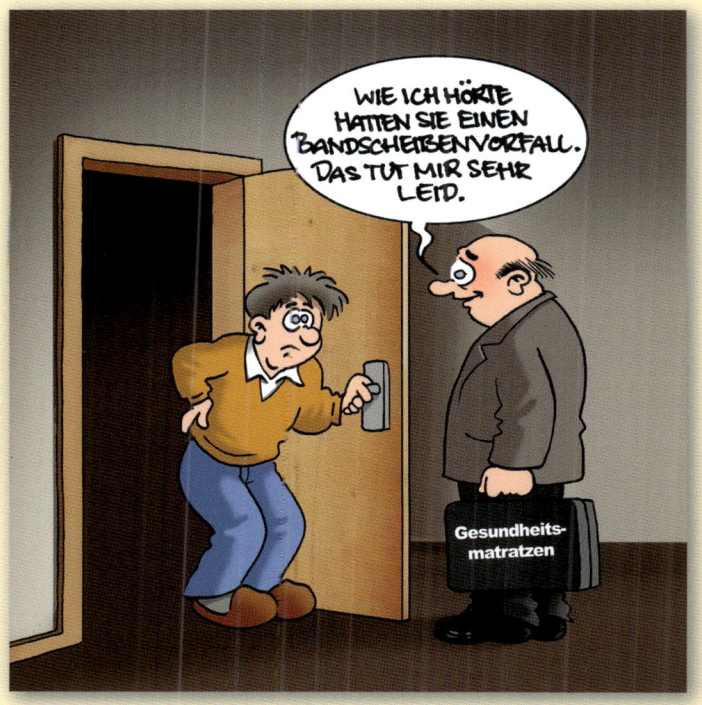

WIE ICH HÖRTE HATTEN SIE EINEN BANDSCHEIBENVORFALL. DAS TUT MIR SEHR LEID.

Gesundheits-
matratzen

45

Auf jeden Fall werden solche Bilder in Zukunft der Vergangenheit angehören. Versprochen!

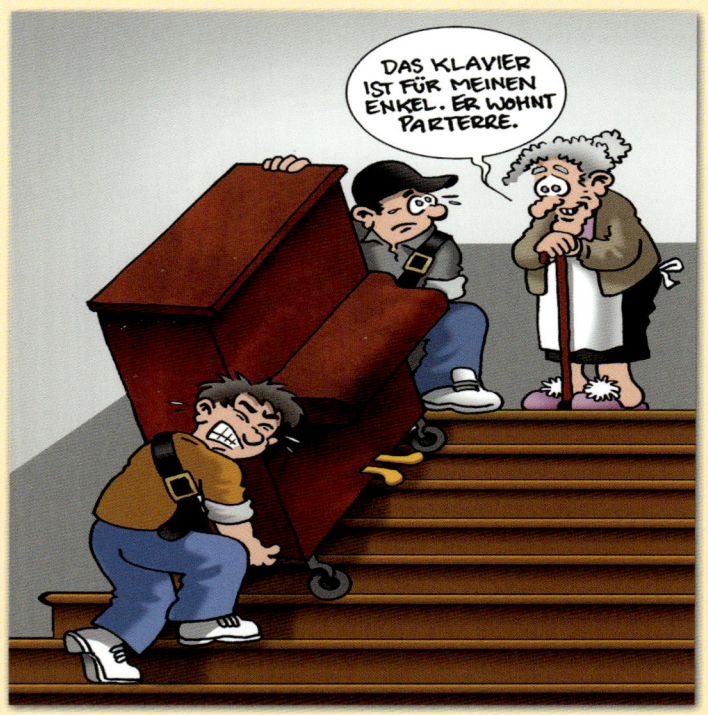

DAS KLAVIER IST FÜR MEINEN ENKEL. ER WOHNT PARTERRE.

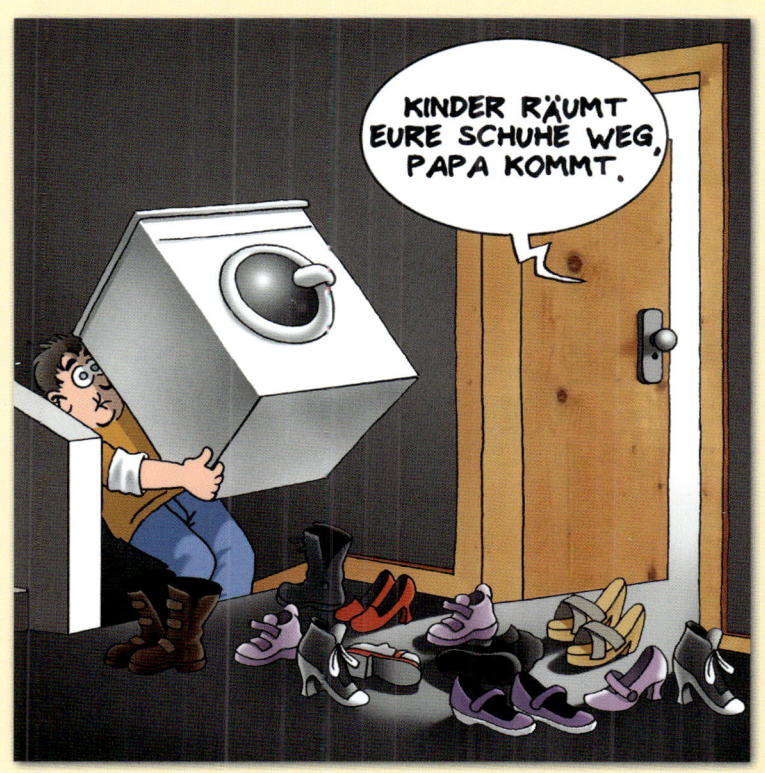

KINDER RÄUMT EURE SCHUHE WEG, PAPA KOMMT.

47

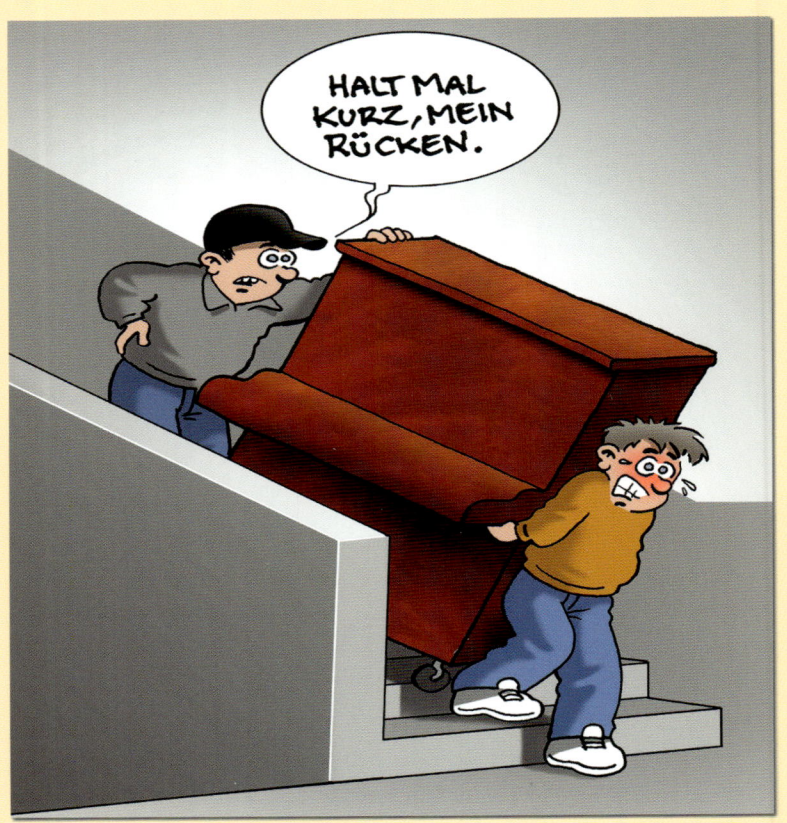

HALT MAL KURZ, MEIN RÜCKEN.